Dutertre.

Te46
74
utertre

REMÈDE

DES

FIÈVRES ORDINAIRES,

OU

MÉMOIRE

Sur l'emploi extérieur de l'eau froide dans le traitement des fièvres.

PAR DUTERTRE,

*Capitaine d'artillerie, et ancien élève de l'école
polytechnique.*

La vérité jaillit du choc des opinions.

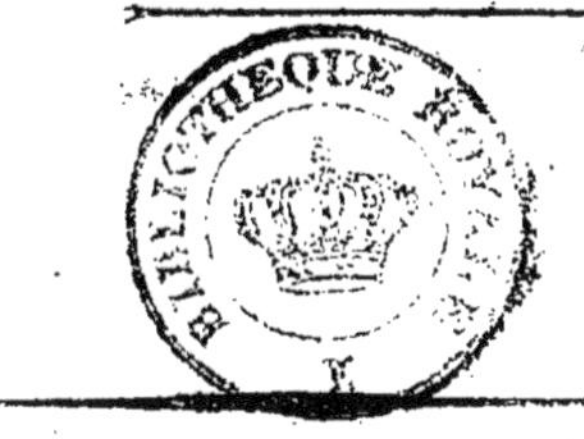

AU MANS,

De l'Imprimerie de MONNOYER, Imprimeur du ROI.

1822.

AVERTISSEMENT.

L'ARTICLE ci-dessous, inséré dans le Courrier du 21 octobre 1820, fut la raison qui me détermina à faire le mémoire que l'on va lire, et qui n'a point été envoyé à sa destination.

« L'académie de Berlin propose un prix de 5o ducats » à décerner à l'auteur du meilleur mémoire sur l'emploi » extérieur de l'eau froide dans le traitement des fièvres. »

Pour traiter ce sujet important plus clairement et simplement, je crus devoir donner en entier le remède des fièvres ordinaires. C'est ce même mémoire que je fais connaître après y avoir ajouté des notes et fait quelques changemens convenables.

Je crois devoir prévenir, que mon premier ouvrage est presque entièrement extrait de celui-ci, et que je le reproduis à sa place, parce que je regarde les fièvres ordinaires, comme une ligne de démarcation entre les indispositions et les maladies graves, comme une solution extrèmement remarquable de continuité dans la vie de l'homme.

REMÈDE

DES

FIÈVRES ORDINAIRES,

OU

MÉMOIRE

Sur l'emploi extérieur de l'eau froide dans le traitement des fièvres.

LE phénomène de la vie n'est pas encore bien connu ; on ne pourra jamais, je crois, expliquer la faculté de penser ; c'est un don inexplicable du ciel : mais personne ne peut nier : que notre santé ne dépende de la pureté et de la prompte circulation de notre sang ; que la fièvre ne se manifeste, lorsque ce dernier trop épais ou impur, ne circule plus avec la vîtesse convenable ; et que la mort a lieu lorsque cette circulation est tout à fait supprimée.

La chaleur naturelle de notre corps, et la grande consommation d'air atmosphérique si nécessaire à notre existence, prouvent qu'il y a en nous un feu réel, physique, alimenté par l'air comme un flambeau, qui a l'estomac pour foyer, et dont la grande sensation oblige : à manger pour l'apaiser, l'exercer, l'entretenir ; et à boire pour le rafraîchir et non l'éteindre, comme ont fait la plupart de ceux qui sont malades. On peut encore citer à l'appui de cette importante vérité :

1.º La grande quantité d'animaux qui mangent et boi-
vent constamment froid , et qui ont néanmoins le corps
chaud :

2.º La grande avidité de notre estomac : pour le
sucre qui contient beaucoup de phosphore , qui est
un corps extrêmement combustible; pour le muriate de
soude (sel marin), qui se compose d'un corps simple qui
s'enflamme même dans l'eau ; pour les spiritueux qui s'en-
flamment aussi aisément; et pour le pain qui est un puis-
sant calmant: (1)

3.º Que l'estomac étant un laboratoire et un creuset où
s'opèrent les plus étonnantes décompositions et compo-
sitions chimiques, on doit y soupçonner la présence d'un
feu quelconque comme agent principal :

4.º Que la nature, si admirable dans ses effets, peut
bien nous avoir organisés de manière à contenir en nous
un feu tel que celui que nous voyons journellement en
l'air, causé par l'inflammation de quelque gaz , ou mieux
encore par celle des fluides électriques mêmes, que l'on
reproduit si facilement par le frottement ou le simple contact. (2)

Le feu de la vie est produit presque tout entier par le
choc des fluides électriques qui projettent le sang dans
le corps; c'est une foule de petites étincelles qui se trou-
vent en contact avec les alimens, qui les réduisent en sang ,
et dont le nombre et l'intensité dépendent des qualités de
l'air que l'on respire : voilà pourquoi ce dernier a une si
grande influence sur la santé. (3)

Point de doute, que, si l'homme était assez sage pour ne
manger et ne boire convenablement que sur la sensation
de ce feu, ne serait jamais malade, qu'il vivrait extrêmement

vieux, et qu'il n'est que trop vrai que c'est son intempé-
rance qui est une des principales causes de toutes ses
maladies; ajoutez à cela qu'il est également vrai que,
si on ne satisfait ses besoins qu'à temps, l'estomac
révèle par une secrète envie ce qu'il convient de manger
et de boire.

De toutes ces vérités il faut conclure : que nous ne som-
mes presque toujours malades que pour n'avoir pas satisfait nos besoins à temps et convenablement ; qu'alors notre
sang n'a plus la chaleur, la fluidité et la pureté, qui lui
sont nécessaires pour circuler avec la vîtesse convenable; et
que le plus sûr moyen pour obtenir un prompt rétablis-
sement, c'est d'attendre à éprouver fortement la sensation
salutaire du feu de la vie que l'on a méconnue.

L'homme avant d'avoir la fièvre est ordinairement indis-
posé, et, quoiqu'on en dise, le mal s'en va comme il arrive,
surtout s'il n'est point contrarié : de même qu'un ouvrier
qui a fait un ouvrage peut aisément le reparer, de même aussi
la nature qui a fait l'homme peut facilement le guérir quand
il souffre. Il est également faux de dire que l'on doit aider
la nature ; à proprement parler, on ne doit aider que plus
faible que soi, et sous ce rapport quel est le médecin assez
insensé pour prétendre que la nature ait besoin de ses se-
cours : qu'il l'observe, et qu'il tâche de la connaître par ses
effets : n'est-elle pas impérieuse dans ses besoins? c'est surtout ces derniers, je le répète, qu'il est important de bien
connaître et de ne satisfaire qu'à temps et convenablement ;
c'est en cela seul que devrait consister toute la véritable
science de la médecine : et rien n'est plus vrai que l'homme
doit être son médecin lui-même.

La fièvre qui ne provient pas de vieillesse est une opération du feu de la vie, qui serait toujours bien salutaire, si elle n'était point troublée : elle se déclare lorsque la santé de l'homme est mauvaise au point qu'il ne peut plus recommettre les plus grands excès dans le manger et dans le boire sans être exposé à perdre la vie : elle a lieu par besoin et par communication (inoculation); dans le 1.er cas, il n'y a qu'à laisser agir le feu de la vie, si on prend des remèdes on se donne la mort; dans le 2.e cas on peut troubler l'opération par des remèdes, la faire cesser pour jouir de suite d'une mauvaise santé, tandis que si on eut laissé agir le feu de la vie, attendu un peu plus long-temps on en aurait eu une bonne; si on joint à cela la difficulté de reconnaître le cas dans lequel on se trouve, l'espèce et la quantité des remèdes, on doit être certain qu'il ne convient jamais d'en prendre dans cet état.

D'un autre côté, si l'on pense que notre estomac s'est formé avec le plus pur sang de notre mère, on doit encore avoir la certitude que, s'il souffe, il ne faut pas, pour le rétablir, prendre du poison.

La nature nous a donné le goût pour connaître les bonnes et mauvaises choses, et nous ne devons rien prendre de tout ce qui ne le flatte pas.

Le remède universel est en nous; c'est le feu de la vie, qui se refuse à faire du sang, et qui aime mieux purifier celui déjà formé, lorsque trop épais ou impur, il ne circule plus avec la vîtesse convenable. Au reste, qu'on interroge ceux qui ont eu la fièvre, sans rien prendre avant qu'elle fut passée, et qu'on leur demande s'ils n'ont tous éprouvé la forte chaleur intérieure qui a lieu, lorsque le sang trop chaud recommence à circuler convenablement.

Les fièvres ordinaires ont presque toujouss lieu par

besoin ; et des remèdes répétés doivent évidemment donner la mort, surtout si le malade n'est plus dans l'âge de l'accroissement du tempérament. (4)

Après avoir été abandonné par l'art, avoir été en proie aux plus cruelles souffrances, je mis tout mon espoir en la nature ; elle m'a appris, cette mère commune, que, pour se guérir de la fièvre, il faut : ne rien prendre, pas plus que si l'on n'avait point de bouche ; se tenir chaudement et légèrement habillé ; prendre de l'exercice autant que possible ; quand on est fatigué, plutôt s'asseoir que se coucher ; elle m'a appris que, l'orsque la fièvre est passée, qu'on a senti dans tout son corps une bonne chaleur, on doit hardiment se laver avec de l'eau froide les mains et la figure, et même tout le corps jusqu'à ce que l'on ait soif à ne pouvoir s'empêcher de boire de l'eau. Alors on cesse de se laver, et lorsqu'on ne peut plus tenir contre la soif, on boit, le plus lentement et le moins possible, du lait froid ou légèrement chaud, mais surtout à une température moins élevée que celle du corps. Dès qu'on n'a plus soif, il convient d'aller se promener jusqu'à ce qu'on ait été librement à la selle. Ensuite quand on a faim, on se relave les mains et la figure avec de l'eau bien fraîche, et il convient de manger de la viande chaude, bouillie ou rôtie, avec de la bouillie ou du pain trempé dans du bouillon légèrement chauds. Dès qu'on a plus faim ou qu'on a soif on doit cesser de manger, et se relaver avec de l'eau jusqu'à ce que l'on ait soif à ne pouvoir s'empêcher d'en boire : alors on boit, lentement, à plusieurs reprises et le moins possible, du bon vin, qu'on peut couper, si pur il ne flatte pas le goût, avec du petit-lait, du lait, du cidre, de la bierre ou de l'eau.

Après avoir bu, si le malade veut bien se donner la peine de regarder autour de lui, il doit se trouver guéri. [5]

Voilà : le véritable moyen de bien couper la fièvre; le traitement pur et simple de cette maladie récente ; et ce que l'on peut désirer de savoir dans ce cas sur l'emploi extérieur de l'eau froide.

Lorsque la maladie a été contrariée par les remèdes ou le défaut de soins, le traitement heureusement est encore le même, il suffit de le répéter chaque jour jusqu'à ce que le malade n'ait plus la fièvre.

Les bains pris à temps, sont, en général, salutaires, parce qu'ils raffraîchissent le sang, y mettent de l'humidité sans troubler l'opération intérieure du feu de la vie; dans les fièvres, l'usage en est indispensable pour empêcher le malade de boire trop tôt, et parce qu'alors il ne serait pas si bien ni si promptement rétabli. Il est même des cas où l'eau est insuffisante et où il faut user de spiritueux, de vin, d'eau-de-vie, d'eau de Cologne. Ces sortes de bains sont tellement salutaires qu'ils apaisent, pour quelque temps, totalement la soif, qui revient ensuite plus fortement ; mais c'est aussi ce que l'on doit désirer, puisque la force de notre santé est, pour ainsi dire, proportionnelle à la grandeur de nos besoins. (6)

On peut remarquer, d'un coup d'œil, sur le tableau ci-contre, que les moyens curatifs sont bien propres à faire disparaître les causes du mal.

CAUSES DU MAL.	DÉFAUT DE		
	CHALEUR.	FLUIDITÉ.	PURETÉ.
Moyens curatifs. . . .	Habillement chaud et léger, exercice.	Grande sensation de chaleur, se laver et boire.	Manger chaud de la viande et boire du vin.

On dira, peut-être, que toute cette théorie n'est qu'un système ; moi qui l'ai éprouvée tant de fois, je sais ce que j'en pense : système ou non, qu'importe, pourvu qu'elle soit satisfaisante et qu'elle donne de beaux résultats. Ne sait-on pas que les sciences les plus élevées et les plus étonnantes n'ont pour bases que des hypothèses, et que les plus belles lois de la mécanique ne sont encore que systhématiques : en pareil cas, ce qui est conforme à la vérité doit toujours être admis, en attendant mieux. Au reste, qu'on en fasse l'expérience de préférence sur des personnes courageuses, âgées de 30 à 40 ans, et qui ne soient point habituées à se médicamenter ; qu'on n'oublie pas surtout, qu'en médecine il y a bien des causes qui peuvent faire taire la raison, que les malades commettent souvent de grandes imprudences, et que le succès de l'expérience dépend de l'entière observation des principes.(7)

On objectera peut-être aussi qu'un malade a toujours besoin de prendre quelque nourriture pour se soutenir ; c'est une erreur, et une bien funeste erreur : plût à Dieu qu'on en fut autant persuadé que moi! mais on n'a pas les mêmes raisons ; qu'on sache du moins, qu'en janvier 1813, dans une place forte de la Prusse, j'ai été pendant plus de 12 jours sans manger ni boire, dans un délire affreux où je voulais me détruire avec mes armes, en proie aux plus cruelles souffrances causées par des *fièvres russes, putrides et gastriques,* et que je suis persuadé que je ne dois la vie qu'au refus que je fis constamment de prendre la moindre nourriture. Depuis cette époque encore, dans les accès d'une fièvre gastrique, j'ai été pendant 11 jours sans manger ni boire, et prenant chaque jour de l'exercice à pied et à cheval, autant qu'un homme bien portant peut en prendre raisonnablement. Grand Dieu! que n'ai-je point souffert depuis pour avoir mangé avant que ma fièvre fut passée, par pure complaisance pour les autres. Enfin, ne sait-on pas que les meilleurs médecins, ceux qui ont opéré les plus belles cures, ce sont ceux qui ont le plus laissé agir et observé la nature.

NOTES.

(1) Si l'on casse du sucre dans l'obscurité, on apperçoit une forte phosphorescence.

(2) Comment la vie n'aurait-elle pas pour principe un véritable feu ? Ne sait-on pas qu'elle s'éteint tout d'un coup comme un flambeau, lorsque l'homme se trouve plongé dans un air délétère : quel besoin ai-je de raisons pour prouver cette importante vérité, qu'on mette, de sang-froid, la main sur son cœur, et qu'on ose dire que l'on ne sent pas les commotions d'un véritable feu électrique.

(3) Voilà l'explication claire, simple et naturelle du phénomène de la circulation du sang, écueil contre lequel toute la science de la médecine est venue constamment échouer.

Que ne puis-je, d'un seul trait de plume, pour tirer d'embarras nos savans docteurs, leur apprendre tout ce que je sais sur l'organisation physique de l'homme. Avec le temps je ferai peut-être encore quelques ouvrages utiles ; mais en attendant, pour leur faire plaisir, quoiqu'ils ne m'ayent jamais servi à rien, qu'à augmenter mes souffrances, qu'à me faire une réputation de malade imaginaire (ne pouvant pas me guérir, ils imaginaient que j'étais malade imaginaire ; c'était l'horreur du vide, pour expliquer l'ascension de l'eau dans les pompes), je veux bien leur donner gratis l'explication du phénomène de nos sens.

Les fluides électriques, qui par leur choc produisent le feu de la vie, qui par leur propriété répulsive projettent le sang dans le corps, produisent encore : l'un en se dégageant tout entier par les yeux, la vue ; et l'autre en se dégageant par les oreilles, par le nez, par la bouche et par le corps, les autres sens. Ce dégagement, par le corps et les organes des sens des fluides électriques qui varient d'un sexe à l'autre, peut expliquer tout ce que l'on a écrit d'étonnant et peut-être de vrai sur le magnétisme animal : il est d'ailleurs prouvé par l'expérience sur le corps de plusieurs animaux. Je ne désespère pas de voir démontrer l'identité parfaite des fluides galvaniques, magnétiques et électriques : cette identité me paraît bien probable, lorsque je pense : que les derniers sont extrêmement subtils et répandus ; à leur propriété répulsive et attractive ; à leur prédilection pour les métaux avec lesquels ils pourraient bien se combiner comme l'oxigène. Cette combinaison qui me paraît irrécusable, puisqu'on les en extrait si facilement, mériterait peut-être de fixer l'attention et les recherches de nos savans; et au lieu d'un barreau aimanté qui traverse la terre d'un pôle à l'autre sans être dans la direction de son axe, j'y admettrais plus volontiers deux masses de fluides électriques d'espèce différente. La nature est trop bonne ouvrière et aime trop la symétrie pour n'avoir pas fait coincider les pôles magnétiques et terrestres, si le barreau aimanté eut dû réellement exister. Les singulières et bien prouvées variations de l'inclinaison et de la déclinaison des aiguilles de la boussole pourraient autoriser cette supposition, et les centres mobiles d'actions de ces masses de fluides, situés au-delà de l'atmosphère, retenus par cette dernière et condensés par le froid, expliqueraient ces étonnantes variations qui doivent en imposer aux plus intrépides marins. Quelle induction pour l'identité des fluides! Si les calculs faits dans cette hypothèse s'accordaient avec les observations; et si, comme je le crois, les fluides électriques, ensemble ou séparément, pouvaient se fixer dans les métaux.

J'ai de fortes raisons, que je ne puis pas expliquer maintenant, pour penser que le gaz oxigène lui-même n'est que la combinaison de ces deux fluides dissous dans la lumière; mais je puis déjà citer à l'appui de la supposition précédente, que les métaux les moins nerveux et oxidables, sont ceux qui ne jouissent point de la propriété de pouvoir s'aimanter, et ce qui se passe dans les barreaux de fer ou d'acier soumis par le frottement à l'aimantation.

Les tremblemens de terre eux-mêmes pourraient bien n'être que des fortes commotions électriques causées par des masses de fluides, qui se dégageraient en terre spontanément, qui se trouveraient pendant quelque temps naturellement isolés, et qui se réuniraient ensuite par leur augmentation et par leur force attractive : la propagation de ces secousses, qui doit être analogue à celle du son d'autant plus prolongée que l'explosion est plus éloignée, peut encore autoriser cette supposition.

Enfin les *aurores boréales et australes* que je crois produites par l'inflammation de courans de fluides sur les dernières couches d'air de l'atmosphère (même d'un pôle à l'autre), et les affollemens des aiguilles aimantées lorsque ces phénomènes ont lieu, me fortifient dans mon opinion qu'il y a aux pôles deux masses de fluides électriques d'espèce différente.

Si on a lu ce mémoire on doit savoir à quoi s'en tenir sur l'empire des mots pour guérir, et si on est persuadé que dans la fièvre il ne faut rien prendre, on ne doit plus être étonné que le mot *abracadabra* ait opéré de si belles cures. Que sait-on, par la suite j'expliquerai peut-être des miracles, cependant je m'engage à n'en point faire, quoiqu'en médecine cela soit bien facile, c'est de faire comme les saints, de ne rien faire, et de laisser agir la nature.

(4) D'après ce que je viens d'écrire, qui se trouve répété dans mon mémoire sur les fièvres jaunes, on pourrait croire que l'expérience ne confirme pas ma théorie, et m'objecter que les remèdes sont plus pernicieux pour les fièvres jaunes qui proviennent par communication que pour les fièvres ordinaires qui proviennent par besoin. Pour rectifier cette contradiction apparente, je dois faire observer : que je ne reconnais réellement qu'une seule fièvre; que c'est toujours le feu de la vie qui se refuse à faire du sang, et qui aime mieux purifier celui déjà formé que d'en faire d'autre; mais qu'il y a des causes différentes de la maladie, qui la caractérisent, et qui affectent différemment le corps de l'homme; que je puis affirmer que sur 100 malades de la fièvre jaune, 99 savent s'arranger de manière à avoir par besoin la fièvre qu'ils pouvaient d'abord n'avoir eue que par communication ; et que d'ailleurs il est probable que lorsqu'elle a ordinairement lieu, le malade se trouve de suite dans l'ensemble des deux cas.

(5) Le malade peut avoir besoin de manger de la viande et de boire du vin jusqu'à trois fois, mais ensuite il lui conviendra, de prendre d'autres alimens, de manger à trois reprises du pain, du beurre, du fromage, de la salade amère, des fruits, et de boire dans les intervalles, du lait, du cidre, de la bierre ou de l'eau, auxquels il pourra ajouter un peu de vin.

(6) La meilleure eau pour se laver, comme pour boire, est celle qui contient le plus d'oxigène ou d'air atmosphérique : l'explication qu'on en pourrait donner ne serait pas pour moi, parce que l'oxide de fer entre pour beaucoup dans la composition du sang; il répugne à ma raison de croire que dans une substance qui ne peut être trop fluide, il se trouve en grande quantité un corps si matériel, j'aime mieux croire que l'eau oxigénée est plus potable parce que l'oxigène gazeux est dissous dans la lumière, et que c'est cette dernière qui colore le sang;

propriété qu'on lui connaît et qu'elle a éminemment sûr bien des corps ;
d'ailleurs que deviendrait la prodigieuse quantité de lumière qui doit se
trouver dans notre estomac par suite de la décomposition des corps qui
la contiennent abondamment.

Je suis d'autant plus porté a croire que c'est la lumière qui colore le
sang, que je suis intimement persuadé que les fièvres jaunes proviennent
en grande partie de ce que les malades ont respiré un air trop raréfié,
qui ne contenait pas assez de lumière, ni des principes propres à alimenter
le feu de la vie.

Les expériences d'optique et le phénomène de l'arc-en-ciel prouvent
que la lumière est facilement décomposable, et je pense que d'abord
décomposée et ensuite réfléchie par les corps, elle donne leurs couleurs
particulières ; mais ne peut-elle pas encore en se combinant avec eux les
colorer et varier leurs couleurs ; celles de physiologie qui prouvent que
le sang en circulant se décolore, viennent encore à l'appui de mon opinion, parce qu'il ne me paraît point absurde d'attribuer ce changement
de couleur à un dégagement de lumière. On peut encore soutenir
avec avantage que l'oxigène à l'état de gaz se trouve dissous dans la
lumière, parce que le calorique peut bien n'être qu'un dégagement plus
ou moins prompt et abondant de lumière ; et que cette hypothèse s'ac-
corde avec la propriété inflammable de ce gaz.

(7) Les fièvres ordinaires, russes, putrides, gastriques, jaunes, la
peste et la rage proviennent de causes différentes ou d'effets différens d'une
même cause, et sont toutes des fièvres qui peuvent se guérir facilement
d'après les mêmes principes, en faisant usage à temps de substances
propres à détruire les causes du mal.

Dans le traitement des fièvres ordinaires, lorsque le malade est bien
affaibli ou qu'il fait trop froid ou trop chaud, il convient de faire les
bains d'abord avec des spiritueux, du lait, ensuite avec de l'eau, qu'on
peut même faire chauffer un peu, si le malade est sensible au froid,
mais alors il doit boire légèrement chaud (j'entends par froid et chaud
une température au-dessous et au-dessus de celle du sang).

Si l'on présume par l'âge du malade que son tempérament ne doive
plus s'accroître, on doit mettre du sel dans l'eau pour les bains.

Lorsque le fiévreux est tellement vieux qu'il ne peut plus espérer de jouir d'une bonne santé, il doit plutôt manger que boire, autant que possible à la température du corps, mais plutôt froid que chaud.

Je n'ose pas affirmer, mais je crois que tous les fièvreux qui n'ont pas 20 ans doivent aller à la selle avant de rien prendre, et doivent ensuite boire.

Tout malade qui veut se rétablir promptement doit apporter un grand soin à ne satisfaire ses besoins qu'au fur et à mesure qu'il les éprouve. Il est bon qu'il sache : que les organes de la digestion (j'appelle de ce nom tout l'intérieur du corps par où passent les alimens) sont chargés, conjointement avec le feu de la vie, de faire le sang pour tout le corps ; qu'ils ne le font, pour ainsi dire, que goutte à goutte ; qu'eux-mêmes étant composés de chair et de sang, il faut, lorsqu'ils souffrent, ne manger et ne boire d'abord que pour eux, afin qu'ils ayent le temps de faire le sang qui leur est nécessaire pour se fortifier ; que, comme ce dernier est naturellement chaud et de première qualité, il lui convient de manger, autant que possible à la température du corps, mais plutôt chaud que froid, de bons alimens, en petite quantité et même à plusieurs reprises ; que, s'il mangeait de suite à son appétit, les organes de la digestion n'ayant pas eu le temps de se fortifier, il ne serait pas si bien ou si promptememt rétabli ; que, pour raffraîchir le sang qu'ils doivent s'approprier, il lui suffit presque toujours de bien se laver avec une serviette mouillée les mains et la figure avant et après le manger ; et que, pour être plus sûr de l'avoir raffraîchi, il faut encore boire ce qui lui convient avec la même précaution qu'il a prise pour manger.

L'homme malade doit encore savoir : que le sang du corps est à une température double de celui de la tête et des membres ; que ce dernier doit être fait avec des substances froides, calmantes et de facile digestion ; que le 1.er au contraire doit être fait avec des substances chaudes, nourrissantes et bonnes ; qu'ayant à peu près autant de sang chaud que de sang froid, il convient de manger autant froid que chaud, et de commencer toujours par manger ce qu'il y a de meilleur, parce que le sang est d'abord fait pour les organes de la digestion, le corps et ensuite les membres, et que d'ailleurs c'est le plus sûr moyen pour conserver la faim qu'il faut toujours tâcher de ne pas apaiser entièrement, et qui est, je le répète, la sensation d'un feu qui fait et purifie le sang.

Il convient également qu'il sache : que le sang chaud doit être raffraîchi avec des boissons calmantes, et le sang froid avec des spiritueux ; que, lorsque l'on mange chaud et qu'on a soif, il faut boire pour le sang froid, et faire le contraire dans l'autre cas ; qu'il peut arriver, avant d'avoir soif, qu'on soit obligé de manger pour l'un et l'autre sang ; et qu'alors il convient de boire moitié spiritueux et moitié calmans.

La peau du corps étant double de celle des membres, le malade devra encore avoir soin de tenir ces derniers moitié moins couverts que le corps.

Enfin il doit savoir : qu'il y a en nous une volonté meilleure que la nôtre, qui nous ferait constamment jouir d'une parfaite santé si nous la consultions toujours avant de satisfaire nos besoins, qui veut bien encore nous guérir, lorsqu'après l'avoir méconnue, nous avons recours à elle ; que le véritable instant de manger, pour tout malade comme pour tout homme bien portant, est déterminé par celui où le feu intérieur n'ayant plus d'alimens pour s'exercer, attaque les organes mêmes de la digestion ; et que lorsque l'on a réellement faim, c'est la chose du monde que l'on sait le mieux.

Je termine ce mémoire en faisant observer que toutes ces connaissances doivent être regardées comme le fil que doit tenir celui qui veut entrer dans le dédale des maladies de l'homme.

SUITE DU MÉMOIRE

SUR

LES FIÈVRES JAUNES,

OU

Note explicative du régime de vie indiqué dans cet ouvrage pour le rendre applicable à toutes les indispositions et même à l'état de l'homme bien portant.

J'APPELLE indisposition toute maladie qui n'est pas accompagnée de la fièvre et qu'un bon régime de vie seul peut guérir, surtout si le malade a le soin d'attendre à éprouver fortement les besoins de manger et de boire avant de les satisfaire convenablement.

La force de notre santé étant, pour ainsi dire, proportionnelle à la grandeur de nos besoins, il ne faut jamais manger avec de petites faims ni boire avec de petites soifs; la grande faim se fait sentir lorsque le feu de la vie n'ayant plus d'alimens pour s'exercer, attaque les organes mêmes de la digestion; elle est souvent précédée de faiblesses ou du besoin de se reposer : lorsqu'elle a lieu c'est la chose du monde que l'on sait le mieux; on est d'abord inquiet, mais si on apperçoit des alimens convenables pour l'apaiser on est ensuite bien content : la grande soif se fait sentir lorsque, si on ne buvait pas, on serait forcé d'uriner; elle est presque toujours précédée d'une grande sensation de chaleur, qui oblige souvent à se baigner ; et d'idées joyeuses qui obligent quelquefois à chanter.

Le feu de la vie qui fait le sang peut être comparé à un bon ouvrier qui fait de mauvais ouvrages si on le presse trop ou si on lui en donne trop à la fois. Ce feu, hors le cas de fièvre, agissant toujours de la même manière, il s'en suit que le meilleur régime de vie doit aussi toujours être le même ; refaire du sang, c'est toujours faire du sang, aussi il n'y a de différence réelle dans le traitement des indispositions et des maladies graves, que dans le moins ou le plus de soins ; seulement le refus de faire du nouveau sang étant bien marqué dans la fièvre, doit l'être aussi par un changement dans le régime de vie.

Toutes ces grandes vérités doivent être regardées comme la boussole qui sur la mer orageuse du meilleur régime de vie doit conduire le malade au port de la santé.

Selon que l'on se porte bien il convient de déjeuner, c'est-à-dire de manger froid, une seule fois et de préférence à tous autres alimens, du poisson, des artichaux, ou des choux ; à ce repas la boisson doit être d'autant moins abondante et spiritueuse que l'on a moins déjeuné [ordinairement du lait], et il faut retrancher du diner ce que l'on a pris au déjeuner.

Pour peu que le malade ait besoin de déjeuner (ce repas doit toujours être annoncé par des désirs amoureux), il n'est plus aussi nécessaire que la viande soit à la température du corps, il suffit de la manger chaude avec de la salade, des fruits ou du pain. Si le malade ne relève pas de fièvre, après avoir mangé une fois de la viande, il peut, à son goût, la remplacer d'abord par, des haricots, des pois, des lentilles, des pommes de terre, des truffes, des salsifis,

des marons, et ensuite par, des betteraves, des carottes,
des oignons, des navets, des blancs de porée, des épinards
ou un potage épais composé de toutes ces racines, auquel
on peut ajouter des farines de riz, de blé noir, de blé de
turquie, des fines herbes, des jaunes d'œufs, du sel,
et un peu de sucre.

Si le vin pur ne flatte pas le goût du malade, il convient
ordinairement de le couper avec du petit-lait qui doit pro-
venir d'une vache robuste, en la force de l'âge, nourrie
librement dans les champs ou les prés, et que l'on peut
toujours soi-même faire ainsi : on fait bouillir vivement
dans une marmite ou une casserolle, la quantité de lait
présumée nécessaire pour obtenir le petit-lait dont on a
besoin; on peut mettre dans la marmite des cerises, des
groseilles, des pommes acides coupées par morceaux, et
des asperges; quand le lait est en ébullition on le calme
avec un peu du vin que l'on doit boire, on l'ôte de dessus
le feu et on y ajoute du vin jusqu'à ce qu'il paraisse se
cailler, on le couvre et on le laisse refroidir; ensuite on le
passe au travers d'un linge propre, et pour s'en servir
il est tout-à-fait inutile qu'il soit clarifié; le résidu qui
se trouve dans le linge est toujours excellent pour manger
avec les alimens chauds : on peut au besoin remplacer le
petit-lait même par du lait ou un jus exprimé d'un composé des fines herbes et des différentes salades.

Il est toujours bien salutaire pour le malade de s'amuser
à faire dissoudre du miel dans son vin et de le boire en
mangeant des noix, des noisettes ou des amandes; lorsqu'il
boit des calmans, après avoir mangé froid, il peut y ajouter
du sucre; la boisson qui flatte alors le plus, c'est ordinairement un mélange de vin, de cidre et de petit-lait.

Pour rendre le régime de vie applicable à l'état de l'homme bien portant, il ne me reste presque rien à ajouter,

puisqu'il n'y a de différence réelle que dans le déjeuner; (différence bien remarquable et bien conforme à celle qui existe entre la santé et la maladie); seulement je crois devoir faire observer que c'est après avoir mangé chaud et avant de manger froid qu'il convient le plus ordinairement d'aller à la selle : c'est un besoin qu'il est toujours bien important de satisfaire à temps, car si les ordures extérieurement sont nuisibles à la santé, elles le sont bien plus intérieurement. Que de gens sont indisposés pour être en retard d'une selle.

La différence de nourriture n'est pas aussi tranchante que celle de température, car, si l'homme avant le déjeuner se livre aux plaisirs de l'amour, il ne doit plus à ce repas manger que quelques fruits, et doit vivre ensuite comme s'il était malade.

Le vieillard que l'âge rend insensible aux plaisirs de l'amour ne doit plus déjeuner.

L'enfant, jusqu'à l'âge de puberté, ne devrait jamais manger de viande. Sa manière de vivre doit être analogue à celle des animaux, que je ferai connaître plus tard.

Ce régime de vie est tellement bon que, suivi rigoureusement, il triomphera sûrement et assez promptement de toutes les indispositions et maladies les plus graves; je n'en excepte même pas les maladies vénériennes les plus invétérées. Cependant je dois prévenir, que je n'ignore pas que pour chaque maladie il y a des soins et des alimens plus convenables les uns que les autres, mais que je me propose aussi de les faire connaître.

DUTERTRE,

Capitaine d'artillerie et ancien élève de l'Ecole polytechnique.

Au Mans, de l'Imprimerie de MONNOYER, Impr. du ROI. (1822)